BEI GRIN MACHT SICH IHR WISSEN BEZAHLT

- Wir veröffentlichen Ihre Hausarbeit,
  Bachelor- und Masterarbeit

- Ihr eigenes eBook und Buch -
  weltweit in allen wichtigen Shops

- Verdienen Sie an jedem Verkauf

Jetzt bei www.GRIN.com hochladen und kostenlos publizieren

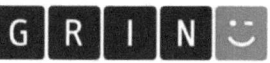

Die Auswirkungen von Epidemien in unteren sozialen Schichten in Süddeutschland

Bibliografische Information der Deutschen Nationalbibliothek:

Die Deutsche Nationalbibliothek verzeichnet diese Publikation in der Deutschen Nationalbibliografie; detaillierte bibliografische Daten sind im Internet über http://dnb.d-nb.de abrufbar.

ISBN: 9783346905970
Dieses Buch ist auch als E-Book erhältlich.

Druck und Bindung: Books on Demand GmbH, Norderstedt Germany
Gedruckt auf säurefreiem Papier aus verantwortungsvollen Quellen

Das vorliegende Werk wurde sorgfältig erarbeitet. Dennoch übernehmen Autoren und Verlag für die Richtigkeit von Angaben, Hinweisen, Links und Ratschlägen sowie eventuelle Druckfehler keine Haftung.

Das Buch bei GRIN: https://www.grin.com/document/1371347

Inhalt

1. Einleitung

Das Deutsche Rote Kreuz definiert Epidemien wie folgt: „Bei einer Epidemie breitet sich eine ansteckende Krankheit schnell regional aus und führt zu einer überdurchschnittlich großen Zahl von Erkrankten. Dabei handelt es sich meist um Infektionskrankheiten, welche durch einen Virus oder Bakterien übertragen werden. Aber auch [...] verunreinigtes Wasser oder Lebensmittel können zu einer Epidemie führen"[1] Seit dem 14. Jahrhundert bis in die frühe Neuzeit forderten Epidemien unzählige Menschenleben und brachte zusätzlich Hunger und Armut in die Städte, in denen sie sich ausbreitete. Wo sie ausbrach, wurden Schuldige gesucht, die laut den Meinungen von Ärzten, Beobachtern und Autoren der politischen Führungsschicht, Arme, Fremde Bettler und Vaganten waren, denn ihre Unterkünfte und Wohnungen galten als „Brutstätten von Seuchen". Diese Verbindung zwischen Armut und Krankheit wurde bereits seit dem Mittelalter immer wieder hergestellt, während ein Beweis dafür oft ausblieb.[2]

Aufgrund dieser Überlegungen wurde sich die folgende Leitfrage gestellt: „Waren Epidemien in der frühen Neuzeit ein reines Problem der Armen?" Bislang gibt es nur wenige geschichtswissenschaftliche Beiträge zur kombinierten Untersuchung von obrigkeitlichen Sichtweisen und empirischen Daten zum Thema Seuchen und Armut in süddeutschen Reichsstädten. In der Arbeit werden daher themenrelevante Publikationen verwendet. Zentral sollen die Monografien von Annemarie Kinzelbach „Gesundbleiben, Krankwerden, Armsein in der frühneuzeitlichen Gesellschaft" und Bernd Roeck „Eine Stadt in Krieg und Frieden: Studien zur Geschichte der Reichsstadt Augsburg zwischen Kalenderstreit und Parität" verwendet werden. Beide Werke behandeln Armut und auch Krankheit in den süddeutschen Reichstädten Ulm, Überlingen und Augsburg, deshalb werden diese auch in dieser Arbeit im Mittelpunkt stehen. Zusätzlich soll mit Martin Dinges „Stadtarmut in Bordeaux" auch eine französische Stadt vergleichend in die Untersuchung mit einbezogen werden. Da der Fokus in diesem Aufsatz auf den obrigkeitlichen Sichtweisen auf des Pestproblem und den entsprechenden empirischen Daten liegt, werden sowohl unterstützende Veröffentlichungen und Quellen wie die Architectura civilis von Joseph Furttenbach, Tagebücher und

---

[1] Deutsches Rotes Kreuz k.D.
[2] Vgl. Kinzelbach 1995.

Gutachten von Mitgliedern der Oberschicht der Städte, Bittschriften als auch Insassen-listen und Akten der Vermögensverwaltung mit denen die Anzahl der in Pesthäusern behandelten Patienten bestimmt werden können, verwendet. Zeitlich wird die Arbeit auf das 16. Und 17. Jahrhundert eingegrenzt. Sie folgt einer strukturierten Gliederung. Dabei soll im Folgenden zunächst Armut an sich und die Armenfürsorge in süddeut-schen Reichsstädten genauer betrachtet werden. Anschließend sollen obrigkeitliche Sichtweisen auf das Armenwesen im Zusammenhang mit Epidemien skizziert werden und schließlich sollen diese Sichtweisen mit den empirischen Daten in diesen Städten überprüft werden und die Vorurteile der Oberschicht widerlegt oder bestätigt werden.

2. Armut und Armenfürsorge in der frühen Neuzeit

Um die Dimensionen des Armenwesens und der Armenfürsorge in süddeutschen Reichsstädten in der frühen Neuzeit besser zu verstehen sollen zunächst der Armutsbegriff an sich geklärt werden. Anschließend soll kurz auf die verschiedenen Arten von Armenfürsorge bei Krankheit eingegangen werden, was auch Erläuterungen zu Einrichtungen wie den Pesthäusern enthalten soll.

2.1 Armut

Arm sein steht seit langem nicht mehr nur für das Gegenteil von reich sein. Es wurde vielmehr zu einem wertenden Begriff, der „von einer Person aussagt, dass die unter Umständen lebt, die Mitgefühl oder Verachtung hervorrufen."[3] Auch dem englischen Wort „poverty" können nach dem Oxford English Dictionary verschiedene Bedeutungen zugeschrieben werden. So kann es sowohl wenig oder kein Vermögen bzw. materiellen Besitz bedeuten als auch das Fehlen des angemessenen oder erwünschten sozialen Status oder Stands. Außerdem kann es auch ein Ausdruck für einen schlechten körperlichen Zustand oder für Schwäche aufgrund mangelhafter Ernährung sein. Armut ist demnach mehr als nur ein Mangel an bestimmten materiellen Gütern, sondern wurde immer mehr zu einer zwischenmenschlichen Beziehung. Ursachen der Armut waren früher zu einem großen Teil Schicksalsschläge, wie Kriege, Unfälle, vorzeitiger Tod des Ernährers, Gefangenschaft aber auch Krankheiten. Diese Hauptursachen der Armut konnten nicht nur Tagelöhner, Häusler und Lohnempfänger in die Armut stürzen, sondern auch Handwerker, Bauern oder sogar den niederen Adel. Je nach Ursache der Armut wurden die Betroffenen oft von ihren Mitmenschen unterschiedlich wahrgenommen und von beispielsweise Fürsorgebeamten auch in verschiedene Kategorien eingeteilt, die darüber entschieden, ob man zu den bedürftigen oder den unwürdigen Armen gehörte. Arme aus Hilflosigkeit, wie Waisen oder unheilbar Kranke und Arme durch ein Unglück, wie zum Beispiel ein kriegsversehrter Soldat oder der von schwerer Krankheit Heimgesuchte wurden als rechtmäßige Arme eingestuft. Verschwendungssüchtige Arme, wie der Lebemann, der seinen ganzes Vermögen unnötig verschwendet, Gauner und Huren erhielten in den meisten Fällen kein Mitleid und auch

---

[3] Vgl. Jütte 2000, S. 13.

keine Unterstützung.[4] Das Ausmaß der Armenkrise, die in vielen süddeutschen Städten herrschte, zeigt das Beispiel der Stadt Augsburg. Durch den Beginn des 30-jährigen Krieges und schwere Hungerkrisen Anfang des 17. Jahrhunderts steckte Augsburg in einer Finanzkrise, die auch das Almosenwesen schwächte.[5] Bereits Mitte des 16. Jahrhunderts gehörten fast 80% der Bevölkerung der Unterschicht an und bis 1625 steig die Zahl der Armen, die auf Almosen angewiesen auf über 3000 an, was ca. 10% der Bevölkerung ausmachte. Auch der Strom fremder Bettler in die Stadt, in der Hoffnung auf Hilfe, riss nicht ab. Pestepidemien und anderen Krankheiten verschlimmerten die Lage in den meisten Städten zusätzlich.[6]

2.2 Armenfürsorge bei Krankheit

Wen das Schicksal einer schweren Krankheit ereilte, sah sich unmittelbar einem großen Kostenaufwand für die Behandlung dieser gegenüber. Selbsthilfe, zu der die Obrigkeit zunächst aufrief, war deshalb für viele Angehörige der unteren Schichten schwierig. Personen, die diesen Kostenaufwand nicht bewältigen konnten, hatten im nächsten Schritt die Möglichkeit auf ihr eigenes sogenanntes sozialen Kapital zurückzugreifen und dadurch Hilfe aus dem von ihnen geknüpften sozialen Netzwerk zu erhalten. Dabei konnte es sich um Unterstützung durch Angehörige, Freunde, Nachbarn oder auch Arbeitgeber bzw. Arbeitnehmer handeln, die entweder die Pflege und Versorgung der Kranken übernahmen oder finanzielle Unterstützung für Medizin und Krankenpflege anboten. Konnten die armen Kranken weder mit dem eigenen noch mit dem sozialen Kapital für die Behandlungskosten ihrer Krankheit aufkommen, konnten sie Hilfe bei der städtischen Obrigkeit suchen und die sogenannte „offenen Armenfürsorge" in Anspruch nehmen. Diese Unterstützung konnte sowohl sanktionierte als auch finanzielle Hilfeleistungen beinhalten. Als sanktionierten Leistungen war zum Beispiel die Verpflichtung von Ärzten und Heilkundigen für die Behandlung der Armen möglich. Finanzielle Unterstützung beinhaltete unteranderem die Übernahme von Behandlungskosten, die Vermittlung von Krediten oder Lohnfortzahlungen im Krankheitsfall. Reichte auch das nicht zur Behandlung der Krankheit konnten die Patienten schließlich in eine Einrichtung für Arme und Kranke aufgenommen werden, die es in

---

[4] Vgl. Jütte 2000.
[5] Vgl. Roeck 1989.
[6] Vgl. Roeck 1989 & Horanin 2019.

vielen Städten und auch teilweise auf dem Land gab. Sogenannte Hospitäler waren weniger Krankenhäuser als eher Armenasyle, in denen die Insassen je nach Bedarf behandelt und versorgt wurden.[7]

In manchen Städten bestanden die Hospitäler aus mehreren verschiedenen Anstalten in unterschiedlichen Gebäuden, die jeweils für die verschiedenen Bedürftigen ausgestattet waren. So auch wie das Heilig-Geist-Spital in Ulm in dem es die Möglichkeit sowohl Alte und Waisen als auch Verletzte, Geisteskranke und akut Kranke unterzubringen. Auch Gebäude für ansteckende Kranke, wie die Pesthäuser wurden von dem Spital verwaltet, befanden sich aber oft außerhalb des Spitalbezirks oder sogar außerhalb der Stadtmauern, um die Ansteckungsgefahr innerhalb der Stadt zu verringern.[8] Andere Städte wie Augsburg gründeten eigene Pesthospitäler sogenannte „Brechhäuser" in denen die Pestkranken untergebracht und behandelt wurden. Auch diese Einrichtung lag deutlich außerhalb der Stadtmauern von Augsburg, um die Isolierung der Patienten zu gewährleisten.[9]

Auch wenn die meisten Einrichtungen für Epidemiekranke außerhalb der Stadtmauern lagen, gab es auch kleinere Gebäude die innerhalb gebaut wurde. Diese dienten bei Kriegsgefahr als Unterkunft der Kranken, um sie auch in diesem Fall isolieren und einen Ausbruch während des Krieges verhindern oder zumindest kontrollieren zu

[Hinweis der Redaktion: Diese Abbildung musste aus urheberrechtlichen Gründen entfernt werden.]

Abb. 1: Augsburger Brechhaus

können. Außerdem lagen häufig auch kleinere Isolationshäuser innerhalb der Stadtmauern, die wie Kinzelbach nach den Ausführungen von Joseph Furttenbach zum Bau eines sogenannten „inneren Brechhauses" folgerte, auch zur Verheimlichung und

---

[7] Vgl. Kinzelbach 1995.
[8] Vgl. Ebd.
[9] Vgl. Horanin 2019.

Verharmlosung eines Epidemieausbruchs, befürwortet wurden, denn Ausbrüche zogen wirtschaftliche Sanktionen für die jeweilige Stadt nach sich. Gedacht waren die Pesthospitäler dann für diejenigen Kranken, die ihren Lebensunterhalt und die medizinische Verpflegung, während der vorgeschriebenen, teilweise Monate dauernden Isolationsphase nicht leisten konnten.[10] Zwar wurden die Pesthäuser während den Epidemien hauptsächlich für Pestkranke genutzt, sie waren aber nicht ausschließlich für die Bekämpfung der Pest gedacht, denn es wurden auch andere ansteckende Krankheiten behandelt. Architektonisch wiesen die Pesthäuser oft Gemeinsamkeiten auf. Wie zum Beispiel bei eines der ältesten Infektionshäusern, dem St. Sebastian vor Nürnberg ähnelten die architektonischen Merkmale vieler Pesthäuser alter Spitalarchitektur, bei der die Krankenzimmer mit der spitaleigenen Kapelle verbunden waren. Später veränderte sich die Architektur der Pesthäuser in Deutschland. In Augsburg wurde beispielsweise das äußere Brechhaus mit einem Wassergraben umgeben, um die Kranken auf einer Art künstlichen Insel weiter zu isolieren. Auch in Regensburg wurde steht ein bis heute erhaltenes Infektionshaus, dass nach diese Typ gebaut wurde. Weitere Typen von Pesthäusern waren die quadratischen Bauten im Mailänder Stil, bei denen die Kammern für die Kranken um den Innenhof gelegen waren und in dessen Mitte eine Kapelle stand. Auch dieser Typ war häufig von einem Wassergraben umgeben.[11]

Die Unterbringung in den Pesthäusern war in den meisten Städten ähnlich. Seuchenkranke wurden von den Genesenen und Gesunden, wie den Ärzten und Pflegern, räumlich getrennt. Die Räume, in denen die Kranken untergebracht waren, konnten gut durchlüftete werden, um die Heilung der Erkrankten besser zu gewährleisten und das Pflegepersonal und die Heilkundigen vor einer Infektion zu schützen. Für diejenigen die eine Seuche nicht überlebten gab es abgesonderte Totenräume, in denen sie bis zu ihrem Begräbnis gelagert werden konnten.[12] Finanziert wurden die Pesthäuser durch Gelder aus verschiedenen Stiftungen, den Almosengaben der Stadtbewohnern und Spenden.[13] Aufgrund der beschriebenen räumlichen Trennung, Isolierung und der Nähe zum Tod, sowie der Missstände und des schlechten Rufs der Pesthäuser, wurden sie von den Stadtbewohnern aber meist gemieden.[14]

---

[10] Vgl. Kinzelbach 1995.
[11] Vgl. Jetter 1963.
[12] Vgl. Kinzelbach 1995.
[13] Vgl. Horanin 2019.
[14] Vgl. Kinzelbach 1995.

3. Obrigkeitliche Sichtweisen

Epidemien, und somit auch die Pest, galten „als Krankheit, die durch bloßen Kontakt mit den Kranken, deren Blut oder Kleidung, durch Schmutz und auf Armut zurückzuführende Lebensbedingungen hervorgerufen werden konnte."[15] Aus Gutachten aus dem Ulmer Stadtarchiv vom Beginn des 17. Jahrhunderts geht hervor, dass von den Ärzten der Obrigkeit in erster Linie Schmutz, Kleidung und Hausrat als Überträger gesehen wurden. War ein Hausbewohner erkrankt wurde das Haus verdächtig, sich ebenfalls angesteckt zu haben und allen wurde der Zugang zu öffentlichen Plätzen, wie Kirchen oder Märkten verboten. Außerdem Armen wurde vorgeworfen Krankheiten zu verschleppen. Nach erfolgreicher Kur und Genesung in den staatlichen Institutionen würden sie zurück in ihre Armut und Unsauberkeit kehren und sich wieder schlecht und unordentlich ernähren und im ihre Kleidung im Winter zu dünn war. Die Bedingungen, durch die sie das erste Mal krank wurden, wie schmutzige Böden, Geschirr und sanitäre Anlagen hätten sich nicht geändert, wodurch sie an einem Rückfall selbst die Schuld tragen würden.[16] Auch Roeck beschäftigte sich in seiner Monografie über das frühneuzeitliche Augsburg mit der Auffassung der Augsburger Autoren über die Ursachen für eine Ansteckung mit der Pestilenz. Sie sahen verschiedene Gründe, die abhängig von der sozialen Herkunft der Infizierten waren. Der „arme Mann" war durch stinkende und unsaubere Lebensverhältnisse, rohes Obst, Bier oder altes Brot gefährdet. Für den „mittelmäßigen Mann", suchte man statuskonforme Erklärungen, die ihn nicht mit Schmutz in Verbindung brachten. Hier wurden Gründe wie schlechte Ernährung und psychologische Aspekte, wie die Allgegenwärtigkeit des Todes während eines Ausbruchs, die zu einer Ansteckung führte und Seuchentod, genannt. Für eine Ansteckung in der Oberschicht brauchte man eine „saubere" Begründung, die die Schuld völlig von den Betroffenen wies. Man beschäftigte sich daher zum Beispiel mit Sprichwörtern, wie „Grosser Schröckhen bringt den Tod" und dem Erscheinen von Gespenstern, die wohl Ursache der Pest waren. Die Maßnahmen, die vom Rat verhängt wurden, richteten sich daher hauptsächlich an die arme Unterschicht der Stadt. Ihre Häuser sollten sie sauber halten und ausgeräuchert werden und die Ratten in den Straßen sollten mit brennenden Scheiterhaufen verscheucht werden[17]

---

[15] Vgl. Kinzelbach 1995, S. 375.
[16] Vgl. U Sta A [4403] zitiert nach Kinzelbach 1995.
[17] Vgl. Roeck 1989.

3.1 Gewissenskonflikt der Oberschicht

Schon vor einer Epidemie sah sich die Oberschicht in einem Gewissenskonflikt in dem sich Furcht vor Armen und Vaganten als Überträger von Krankheiten und das aus christlicher Tradition resultierendes Mitleid und die Verpflichtung zu helfen gegenüberstanden. Schaut man sich Quellen an, die nicht ausschließlich über Zeiten von Pestausbrüchen berichten, sieht man, dass die vor einem Ausbruch einer Seuche Armut, Fremdsein und Schuldzuweisung nicht automatisch verbunden waren. In einem Gutachten von dem deutschen Architekten, Mathematiker und Chronisten Joseph Furttenbach aus seinem Werk „Architectura civilis" kann man den Wandel von Mitleid zu Schuldzuweisung beobachten, der mit steigender Gefahr für eine eigene Ansteckung kam:[18]

In seinen Aufzeichnung beschreibt Furttenbach eine Beobachtung, die er an einem Tag im Januar 1629 machte. Er traf auf eine Vagierende mit einem Neugeborenen, die in den Straßen von Ulm eine Bleibe suchte, um sich selbst und ihr Kind vor der Kälte zu schützen. Obwohl er Mitleid für die Frau hatte, wollte auch er ihr keine Unterkunft geben aus Angst, dass „durch dergleichen frembde Leütt die böse seüch der Pestilenz [...] In mein Hauß getragen werden"[19] könnte. Er bot seinen Nachbarn eine Bezahlung an, wenn sie die Frau aufnahmen, beschuldigte sie sich „barbarisch" zu verhalten und warf ihnen Unbarmherzigkeit vor. 1634 nach Beginn einer Epidemie beobachtet man dann einen Umschwung des Mitgefühls. Zunächst gab er noch Hinweise auf Diäten, die man einhalten sollte oder das Achten auf angemessene und saubere Kleidung. Als das Epidemiegeschehen sich zuspitze, wuchs auch die Angst um die eigene Gesundheit und Mitleid wandelte sich zu Schuldzuweisungen. Furttenbach warf sowohl den Bettlern als auch denjenigen, die deren Anwesenheit zuließen, vor sowohl Schuld an ihrem eigenen als auch am Tod einiger Bürgern zu sein,: „lagen noch ein grosse Summa Bettler in der Statt, die verursachten theils die Pestilenz, dahero täglich zimblich vil Leütt, Reich, und Arm starben" und „bringen dise unnnuzen Leütt nicht allein die Pest [...] sondern auch vil Andere Kranckheitten in die Statt, wie dann in die 8 monatt hero, in die 1800 Bettler, nur die gezellt so mann täglich Auf der gassen"[20] Am Höhepunkt der Epidemie stellte er dann immer mehr das angebliche Fehlverhalten

---

[18] Vgl. Kinzelbach 1995.
[19] Vgl. U Sta H Furttenbach, 1, S. 22 zitiert nach Kinzelbach 1995, S. 195.
[20] Vgl. U Sta H Furttenbach, 1, S. 283, S. 305, 311 zitiert nach Kinzelbach 1995, S. 196.

der Armen in den Mittelpunkt seiner Anprangerungen und identifizierte sie nicht mehr nur als Überträger der Pest, sondern machte sie mit ihrer bloßen Anwesenheit für den zum Untergang der Stadt verantwortlich: Bettler und Bauern, die „durch ir so unordenlich Leben, laider vil kranckheitten, Ja die Pestilenz selbert verursacht, würden am Ende dafür sorgen, dass „dise so Ansehliche Statt gannz Rouinirt, und in Grund verderbt werden" würde.[21]

3.2. Exkurs Bordeaux: Bettelpest

Neben den Stadtarmen wurden auch fremde Bettler und Vaganten als Schuldige für die Epidemien gesehen, die aus „ausländischen / der Infektion halben bandisirten Orth[en]" kamen in die Städte kamen. So erließ der Augsburgerstadtrat zu Beginn der Pestwelle im Jahr 1627 verschiedene Verhaltensregeln, die unteranderem auch eine Belohnung ausriefen, die es für Hinweise auf Fremde, die sich in der Stadt aufhielten, gab.[22] Nicht nur in Deutschland konnte man diese Art der Schuldzuweisung beobachten. Gründe dafür versuchte auch Martin Dinges in seiner Studie zu finden. Am Beispiel des frühneuzeitlichen Bordeaux zeigt er, wie ein Zusammenhang zwischen (fremden) Bettler und der Pest hergestellt wurde. Das regelmäßige Kommen und Gehen von fremden Bettler war für eine Stadt, wie Bordeaux durchaus nicht unüblich. In Krisen wuchs der Strom rasant an und sie strömten zu Hunderten in die Stadt und versetzten durch ihre Masse die Stadtbewohner in Angst. Um Chaos zu vermeiden, wurden die Stadttore geschlossen und die Bettler zurückgeschickt und mit Beginn einer Epidemie begannen die Stadträte auch mit einer Fremdenpolitik, die Ordnung in die Stadt zu bringen sollte. Es wurden Maßnahmen sowohl gegen die Pest als auch gegen die fremden Bettler entwickelt, die auffallend viele Gemeinsamkeiten hatten. Im ersten Schritt betrachtete Dinges den sozialpsychologischen Vorgang, der bei beiden der gleiche ist: „Angst – Präzisieren des Angstobjekts – Isolieren – Raum schaffen zwischen sich und dem Angstobjekt" also „Flucht bei der Pest, Verjagen der Bettler"[23] In den Köpfen der Gesetzgeber war der Gedanke wer fremd und arm ist, ist Überträger der Pest, fest verankert, sodass sie bei einem drohenden Ausbruch vor allen anderen Maßnahmen die Fremden und Armen ausweisen ließ und sie in der Stadt nicht mehr

---

[21] Vgl. U Sta H Furttenbach, 1, S. 283, S. 305, 311 zitiert nach Kinzelbach 1995, S. 196.
[22] Vgl. Roeck 1989, S. 638.
[23] Vgl. Dinges 1988, S. 258–259.

Willkommen waren. Sie waren das Gegenteil der gottgewollten öffentlichen Ordnung in der Stadt und galten neben Pestüberträger prinzipiell als kriminell und neigten zu Aufständen. Und diese Meinung verbreitete sich durch die Maßnahmen dann auch bei den Stadtbewohnern.[24]

Auch in Ulm und Überlingen wurden Angehörige der Oberschicht von den Autoren, die auch Ratsmitglieder waren, selten bis gar nicht mit der Verbreitung der Pest in Verbindung gebracht. Selbst dann nicht, wenn sie aus pestverseuchten Regionen und Städten flohen und in die jeweilige Stadt kamen. Schaut man sich allerdings Quellen von Mitgliedern der Mittel- oder auch Unterschicht an verschieben sich die Meinungen über die Schuldigen und Überträger von Seuchen. In Ulm wurde von ihnen die Truppendurchzüge und die Anwesenheit der kaiserlichen Truppen, für die Epidemien verantwortlich gemacht. Auch Hungersnöte und Teuerungen von Nahrung wurden als mögliche Ursachen genannt. Arme und Bedürftige waren hier nicht die Überträger und Verursacher. Zudem gab es in Ulm und Überlingen Hinweise darauf, dass nicht alle Bürgern die Ansichten der Ratsmitglieder teilten und viele nahmen in Krisenzeiten sogar Bedürftige auf und halfen ihnen.[25] Wie Kinzelbach erwähnt auch Bernd Roeck Quellen, die die Ausbreitung der Pest durch das Militär, das in Augsburg einquartiert war, nahelegen. Zusätzlich entnimmt er den Quellen, „daß die wohlhabende Oberstadt von den ersten Anzeichen der Epidemie weitgehend verschont blieb, [was bestätigen könnte], daß die schlechte Ernährungslage in diesem Fall tatsächlich eine Rolle für ihre Ausbreitung gespielt hat.“[26] Auch er erwähnt also mangelnde Ernährung als mögliche Ursache, der raschen Ausbreitung.

Die vielen subjektiven Quellen, die hauptsächlich von Mitgliedern der Stadträte und anderen privilegierten Beobachtern der Epidemien, verfasst wurden, macht eine genaue Rekonstruktion einer sozialen Ungleichheit vor Seuchen schwierig. Tatsachen wie die Erkrankung der politischen Führungsschichten der Städte wurden von den Autoren selten bis gar nicht erwähnt. Im Folgenden sollen diese Tatsachen deshalb anhand einiger empirischer Daten dargestellt und genauer betrachtet werden.[27]

---

[24] Vgl. Dinges 1988.
[25] Vgl. Kinzelbach 1995.
[26] Vgl. Roeck 1989, S. 638.
[27] Vgl. Kinzelbach 1995.

4. Empirische Daten

Für eine die Darstellung und Betrachtung der empirischen Daten beschränkt sich diese Arbeit auf die Epidemie in Augsburg im Jahr 1627/28 und Seuchenzüge in Ulm/Überlingen aus dem 16. Und 17 Jahrhundert. Die Daten werden aus den Arbeiten von Bernd Roeck und Annemarie Kinzelbach entnommen.

In den Quellen der Augsburger Ratserlässe gab es die ersten Hinweise auf eine Seuche in Augsburg im November 1927, als der Stadtrat Verhaltensregeln erließ, die sowohl auf Ursachen der Epidemie als auch Verhaltenshinweise hinwies. Aus dem Dezember 1627 findet man weitere Anzeichen auf einem „einpot zettel" der Personen nannte, die in Quarantäne geschickt wurden, da sie eine Ansteckungsgefahr darstellten. Auch hier wurden kaum Personen aus der Oberstadt vermerkt. Ab dann kann man den Weg der Krankheit anhand von Dokumenten zu den Empfängern von Brechhilfen, durch die Stadtviertel verfolgen. Von der Frauenvorstadt im Norden der Stadt breitete sie sich weiter aus und zu Beginn der Pandemie waren hauptsächlich die ärmeren Viertel betroffen und Bewohner der reichen Oberstadt wurden zunächst verschont. Roeck sieht dabei die schlechte Ernährungslage als auschlaggebenden Faktor und schreibt der Oberschicht eine stärkere Resistenz gegen die Seuche aufgrund ihrer besseren Ernährung zu. Anhand der genannten Brechhilfen kann man dann die Zentren der Epidemie im Jahr 1628 ausmachen. Insgesamt waren ca. 2400 Haushalte als Bedürftige genannt in denen fast 9000 Menschen lebten. Das heißt, dass in mindestens 2400 Haushalten Menschen lebten, die krank waren und gleichzeitig so arm, dass sie sich ohne Hilfe nicht versorgen konnten. Als Brechhilfe bekamen sie Brot, Schmalz, Mehl, Holz und Geld für Medikamente. Betrachtet man dann die Steuerbezirke, in denen die Empfängern der Brechhilfen wohnten, kann man sich ein gutes Bild über die Ausbreitung der Seuche in den Stadtvierteln und in der ganzen Stadt machen. Gut zu sehen ist die Verteilung der Brechhilfen an Abbildung 2, einer Karte, die den Anteil der Empfängern an der Gesamtzahl der Steuerzahler in den jeweiligen Bezirken zeigt. Von den ärmeren Bezirken am Stadtrand verringert sich die Zahl immer weiter bis in die Oberstadt im Westen Augsburgs. Bei der Interpretation der Karte muss allerdings beachtet werden, dass von den bekannten 2400 Haushalten, die Brechhilfen empfingen, nur bei 753 auch der zugehörige Steuerbezirk ermittelt werden konnte und man somit nicht allen armen Kranken auch ein Stadtviertel zugeordnet werden konnte.

Die meisten Brechhilfen wurden in der armen Jakober Vorstadt verteilt. Dort bildetet wohl das Blatterhaus das Zentrum der Seuche und auch seine schlechten hygienischen Vorrausetzungen begünstigten die Ausbreitung der Epidemie. Auch in den Bezirken, in denen viele Weber wohnten gab es viele Empfänger. In der Oberstadt wurden so gut wie keine Brechhilfen verteilt, wohlhabende Kranke hatten keinen Bedarf für die Hilfe, da sie ihre Versorgung selbst sichern konnten.[28] Und hier erreicht die Rekonstruktion der

[Hinweis der Redaktion: Diese Abbildung musste aus urheberrechtlichen Gründen entfernt werden.]

Abb. 2: Augsburg 1628/29

Seuche anhand von Brechhilfen ihre Grenzen. Zwar kann man den Anteil der armen Kranken recht gut daran ablesen, reiche Kranke können dadurch aber wenig identifiziert werden. Diejenigen, aus der Oberschicht, die nicht schon bei den ersten Anzeichen einer Seuche aus der Stadt geflohen sind und wegen einer Ansteckung in Quarantäne mussten, wurden in einer Liste vermerkt, die vom Oberpflegeamt geführt wurde. In der Zeit von Dezember 1627 bis März 1628 waren das allerdings nur sechs Personen. Dadurch und wegen der wenigen Brechhilfen, die in der Oberstadt verteilt wurden, entsteht das Bild, das nur die Armen von der Seuche betroffen waren. Roeck geht aber davon aus, dass die Epidemie auch in der Oberstadt wütete.[29]

Schaut man sich das Ausmaß von Epidemien in Ulm und Überlingen an kann man auch hier keine eindeutigen Aussagen treffen. Man greift hauptsächlich auf Quellen, wie Insassenlisten aus Waisenhäusern, Häusern für Epidemiekranke oder Listen mit

---

[28] Vgl. Roeck 1989.
[29] Vgl. Ebd.

verstorbenen Bürgern zurück. So kann zwar die Anzahl der Toten einigermaßen gut nachvollzogen werden, wer davon aber an der Pest, einer anderen Seuche oder wegen anderen Gründen verstorben ist kann man nur bedingt nachvollziehen. Außerdem sind nur selten der soziale Stand der Toten überliefert. Auch wenn es nur wenige quantitative Daten gibt, können dennoch Informationen aus den Quellen von Beobachtern gezogen werden, die einen Seuchentod von Personen in politischen Ämtern bezeugen. Dazu gibt es beispielsweise Überlieferungen zum Tod zweier Bürgermeister und Richter in Überlingen im Jahr 1541 und Epidemien im Jahr 1547 in Ulm forderten das Leben von mehreren Ratsmitgliedern und anderen Mitgliedern der politischen Oberschicht. In den Jahren gegen Ende des 16. Jahrhunderts und Anfang des 17. Jahrhunderts brachen Epidemien im Ulmer Rathaus aus und in den Spitälern infizierten sich nicht nur die Insassen, sondern auch Pfleger und Spitalmeister. Nach Kinzelbach scheint es allerdings als würde die Armen stärker von Krankheiten und Seuchen betroffen zu sein. Dieser Zusammenhang zwischen Armut und Krankheit sei vor allem in den Städten, in denen die Oberschicht aus den Städten floh, um einer Ansteckung zu entgehen, relativ eindeutig zu bestätigen. Arme konnten sich eine Flucht nicht leisten und hatten auch keine Rückzugsorte auf dem Land, an denen sie sich während einer Seuche aufhalten konnten. In Überlingen und Ulm gab es Anfang des 17. Jahrhunderts nur wenige Hinweise darauf, dass sich reiche Stadtbewohner auf ihren Landsitz flüchteten. Während einer Epidemie in den Jahren 1634 und 1634, in denen die Oberschicht in Überlingen aufgrund des Krieges dazu gezwungen waren in der Stadt zu bleiben, mehrten sich deshalb auch Meldungen zum Tod von angesehenen Mitgliedern der Patrizierfamilien. Auch in Ulm zeigen Aufzeichnungen eines Arztes, der Mitglieder des Rates und deren Familien behandelte, dass eine Flucht aus der Stadt seltener und somit die Ansteckung der Oberschicht mit einer Seuche häufiger wurden.[30]

Diese Tatsachen widerlegen zumindest, dass Seuchen ein ausschließliches Problem der Armen war, wie es aus manchen Gutachten hervorzugehen scheint, sondern auch Angehörige der oberen Schichten nicht sicher vor einer Ansteckung waren.

---

[30] Vgl. Kinzelbach 1995.

5. Fazit

Die Arbeit sollte die Obrigkeitlichen Sichtweisen auf die Pest und allgemein Epidemien mit den empirischen Daten vergleichen und untersuchen, inwieweit sie tatsächlich ein reines Problem der Armen waren. Die Ausführungen folgten dabei der Leitthese, dass die empirischen Daten, die man den Quellen des 16. und 17. Jahrhunderts entnehmen konnte, die Sichtweisen der Oberschicht widerlegen. Der Fokus wurde dabei hauptsächlich auf die süddeutschen Reichsstädte Augsburg, Ulm und Überlingen gelegt. Zusammenfassend ist zu sagen, dass die Seuchen und Epidemien kein reines Problem der Armen sind. Durch die subjektiven Quellen der Autoren, die häufig Ratsmitglieder waren entsteht auf den ersten Blick der Trugschluss, dass reiche Bürger der Oberschicht, kaum bis gar nicht erkrankten. In ihren Gutachten werden oft nur die armen Bettler und Vaganten als Überträger und Opfer der Seuchen genannt und ihnen wurde durch ihr angebliches Fehlverhalten die Schuld für einen Ausbrauch gegeben. Nach Kinzelbach diente diese „Betonung der Schuld- und Opferrolle von Armen und Fremden der Bewältigung von Epidemien"[31] und auch die beschriebenen Maßnahmen, die vom Rat ergriffen wurden, zeigten das. Sie beeinflussten teilweise das Meinungsbild der Stadtbewohner und bestärkten die Sicht der Oberschicht, dass Arme schuld an Seuchen waren, wie man am Beispiel der Bettelpest in Bordeaux sehen konnte. Betrachtet man allerdings Quellen von Angehörigen der Mittel- oder Unterschicht findet man andere Erklärungen, wie das Militär oder Hungersnöte, die nach der Meinung der Autoren den Ausbruch einer Seuche ermöglichten. Auch anhand empirischer Daten, wie den Listen mit Empfängern für Brechhilfen in Augsburg, entsteht zunächst das Bild, dass Arme viel öfter Opfer von Epidemien wurden. Da Angehörige der Oberschicht, dieser Brechhilfen aber nicht nötig hatten, um sich zu versorgen kann man die Listen allein nicht als aussagekräftige Daten nehmen, sondern sollte sie in Kombination mit Meldungen zu Seuchentoten aus der Oberschicht während einer Epidemie betrachten. Daraus ging hervor, dass auch viele Mitglieder von Patrizierfamilien während einer Seuche starben, sobald sie nicht aus der Stadt fliehen konnten. Die Leitfrage „Waren Epidemien in der frühen Neuzeit ein reines Problem der Armen?" kann also wie folgt beantwortet werden. Epidemien waren kein reines Problem der Armen, schlechte Ernährung und hygienische Missstände in Häusern für Seuchenkranke und

---

[31] Vgl. Kinzelbach 1995, S. 203.